RECUEIL

DE

PIÈCES AUTHENTIQUES

SUR L'EFFICACITÉ

DES PILULES STOMACHIQUES
ET FONDANTES,

CONTRE LES OBSTRUCTIONS LYMPHATIQUES, LES SCROFULES
VULGAIREMENT APPELÉES HUMEURS FROIDES, LES VIEUX
ULCÈRES, ETC.;

PRÉCÉDÉ d'une courte Exposition de l'influence de l'estomac sur toutes
les opérations de l'économie animale.

PAR MARCELIN BONNET,

Ancien Professeur et Démonstr. en Chirurgie, Membre de l'Académie
de Turin.

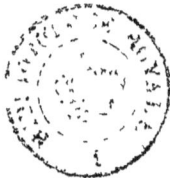

A CARCASSONNE,

Au Bureau de Correspondance et d'Entrepôt général,
chez M. PAILHIEZ, M.d de fer, rue des Orfévres.

1818

AVANT-PROPOS.

IL y a environ quarante ans que l'état d'un de mes enfans attaqué d'une maladie occasionnée par l'épaississement de la lymphe, donna lieu à la découverte de mes pilules stomachiques.

Si depuis cette époque, des amis, des médecins éclairés, témoins des cures que j'opère sous leurs yeux ; si des lettres nombreuses dictées par la reconnaissance de la part de ceux qui en ont fait usage ; si des délibérations prises par des autorités constituées pour en faire remarquer les effets ; si leur efficacité n'eût été reconnue et avouée par des procès-verbaux de la part des administrateurs employés au service des malades dans les hôpitaux ; si par ces mêmes personnes, dis-je, je n'avais été engagé à les rendre publiques, je me serais borné à les employer dans le silence.

Mais en me rendant au vœu de ceux qui en sollicitèrent la publicité, je crus qu'il n'était pas inutile d'émettre mes idées sur l'influence de l'estomac dans toutes les opérations de l'économie animale ; je n'ignorais pas à quoi je m'exposais ; je pensais que mes notions sur la cause des maladies seraient peut-être traitées d'absurdité, de paradoxes, ma pratique d'empirisme, mes observations de fables, ma conduite de charlatanisme, et mon remède de selle à tous chevaux. Bien certainement je n'aurais pas entrepris de détruire ces différentes imputations. Je ne regarde d'abord mes idées que comme de simples conjectures ; je n'y tiens pas beaucoup.

Qu'on en pense ce qu'on voudra, cela ne change rien à la pratique. Je n'ai pas à rougir de mes moyens de propagation ; d'autre part, la vérité des cures opérées par l'efficacité de mes pilules stomachiques est justifiée non-seulement par le témoignage des autorités constituées, mais encore par celui des personnes qui en ont fait usage. Aussi cette découverte n'a pas subi le sort de celles qui éprouvent journellement des contradictions. J'ai choisi dans ma correspondance les lettres les plus signifiantes ; elles préviendront suffisamment le lecteur sur l'efficacité d'un remède dont l'éloge a été avoué par les pièces les plus authentiques.

RECUEIL

DE PIÈCES AUTHENTIQUES

SUR L'EFFICACITÉ

DES PILULES STOMACHIQUES ET FONDANTES.

Exposition de l'influence de l'Estomac sur les opérations de l'économie animale.

La théorie dans l'art de guérir ne nous fournit que des notions très-imparfaites touchant les causes des maladies; ses principes ne peuvent avoir qu'un degré plus ou moins grand de probabilité. Le flambeau de l'expérience seul peut nous conduire à la certitude; c'est à la lueur de ce flambeau que j'ai acquis le peu de connaissances que j'ai sur ces matières. Frappé de l'opiniâtreté de certaines maladies et de l'inutilité des secours que l'art emploie contre elles, je me suis appliqué pendant long-temps à en connaître les raisons. Des observations multipliées m'ont enfin convaincu que le défaut de succès ne vient, le plus souvent, que de ce que nous sommes entièrement occupés de la cause prochaine, et que nous négligeons entièrement la cause primitive du mal, c'est-à-dire, le mauvais état des premières voies : toute mon attention s'est donc bornée à éviter cet écueil. J'ai fait, à ce dessein, plusieurs tentatives inutiles; mais loin d'être découragé par le peu de succès, j'ai au contraire redoublé mes efforts jusqu'à ce que mes recherches m'aient enfin conduit au but auquel je visais; de manière que je suis parvenu à composer un remède propre à réparer parfaitement les délabremens de l'estomac ; car, suivant mon opinion, le dérangement des digestions est la cause efficiente ou au moins concomitante de presque toutes les maladies,

Rien ne me serait plus facile que de prouver que les

obstructions lymphatiques sont des maladies presque toujours dépendantes du mauvais état des premières voies.
Je vais faire mes efforts pour établir que mon idée est
confirmée par l'expérience, et que notre attention dans
l'art de guérir doit se porter du côté des premières voies.

La santé consiste dans la parfaite harmonie de nos parties entr'elles : cette harmonie ne saurait subsister dès
que les fonctions du principal organe sont troublées. Or,
puisque c'est l'estomac qui prépare le premier ce fluide
essentiel qui va porter la vie dans toutes les parties du
corps, n'est-il pas évident que, si ce viscère ne fournit
que des sucs mal digérés, toute l'économie animale doit
nécessairement s'en ressentir, et qu'il en résulte des obstructions ou engorgemens des glandes ou des vaisseaux,
occasionnés par l'épaississement des liqueurs qui doivent
y circuler ? Ces liqueurs, destinées à être séparées sans
effort de la masse totale, y séjournent, dégénèrent,
changent de caractère, et mettent le désordre dans les
fonctions animales, en y excitant une fermentation qui
cause la fièvre lente.

Le suc nourricier devient salin, âcre et caustique ; les
parties solides s'altèrent et se détruisent, ce qui forme les
ulcères.

Les obstructions causent des accidens plus ou moins
graves, et par conséquent plus ou moins difficiles à guérir.

Cette diversité dépend,

1.º Du caractère de l'humeur qui les a produites ;

2.º De la partie où elles sont formées ;

3.º Du nombre des glandes et des parties qu'elles embrassent ;

4.º Du temps où elles ont commencé, et du progrès
qu'elles ont fait ;

5.º De l'âge plus ou moins avancé des personnes qu'elles
attaquent.

Les divers pronostics qu'on doit former par rapport à
ces différentes causes, méritent d'être exposés séparément.

1.º Lorsque l'épaississement de l'humeur est la seule
cause qui l'arrête dans les vaisseaux, la cure devient beaucoup moins pénible que quand cette humeur a un caractère
cancéreux, écrouelleux ou scorbutique ; car, dans ces

dernières circonstances, outre sa grossièreté qui la retient dans les glandes, on doit encore combattre son caractère particulier.

2.° Toute obstruction est plus ou moins rebelle, selon la partie qu'elle occupe; il est aisé de remédier à celles de la rate, de la matrice, du foie, pourvu qu'on mette le remède en usage au commencement de la maladie.

Mais jusqu'ici il a été fort difficile de vaincre celles qui surviennent dans les glandes lymphatiques, telles que celles du mésentère, du pancréas, de l'estomac, des intestins et du cou.

La principale vertu de mes pilules est de remédier à ces maux.

3.° Il arrive quelquefois que les obstructions se forment en différentes parties du corps toutes à la fois; il est probable que dans ce cas il faut plus de temps pour les guérir, parce qu'il y a des parties dont le ressort est plus élastique, et que ce ressort oppose une plus forte résistance à l'introduction de la lymphe, devenue plus fluide par l'effet de ces pilules.

4.° Plus les obstructions sont invétérées, plus il faut de temps pour les guérir : la raison en est simple, elle n'a pas besoin d'être expliquée.

5.° Dans la jeunesse, où les liqueurs sont toujours plus fluides et moins salines, les obstructions ont ordinairement des suites moins fâcheuses que dans un âge plus avancé. De toutes les différentes obstructions, il n'en est point de plus affligeantes que les scrofules ou humeurs froides. Cette maladie laisse ordinairement des traces qui défigurent le sexe, et le privent souvent de devenir utile à la société.

Les causes de cette maladie sont en grand nombre; les principales sont une disposition à la viscosité de la lymphe, par le défaut de digestion, la malpropreté, la contagion, la vie crapuleuse, un vice vérolique, un reste de petite vérole ou de rougeole, un air renfermé et humide, l'habitude de manier des corps gras, tout ce qui peut empêcher la transpiration, le défaut d'exercice, et enfin le lait d'une nourrice valétudinaire.

Les symptômes les plus ordinaires sont des duretés aux

glandes du cou ou derriere les oreilles, qui augmentent par degrés quelquefois tres-lents, et qui, à la longue, forment une suppuration toujours de mauvaise qualité ; elle attaque plusieurs autres parties du corps , comme les aisselles, les bras, les mains, les aines, les cuisses, les pieds, les os même, qu'elle carie en plus ou moins de temps suivant leur densité; elle attaque aussi le poumon, le foie, la rate, le mésentère : la tension du ventre si commune aux enfans est un symptôme de cette maladie.

Les ulcères extérieurs qu'elle produit sont très-longs et difficiles à guérir; leur suppuration ne fournit qu'une sanie claire, des chairs baveuses et luisantes, qui ne donnent jamais un bon fond, et qui se terminent enfin par des cicatrices hideuses.

Quand elle attaque les yeux, elle laisse des taches, et entraîne souvent la perte de cet organe.

Ce vice peut être héréditaire, ou communiqué par une nourrice infectée de ce mal ; il peut provenir aussi d'un vice vérolique (maladie aujourd'hui très-commune).

Ces pilules fortifient l'estomac , en dissipent les glaires et aident puissamment à la digestion ; elles sont un puissant contre-vers ; elles désobstruent les glandes et les autres viscères ; elles purifient la masse du sang et des humeurs qu'elles rendent plus fluides et propres à circuler, et dans deux ou trois mois de leur usage (suivant l'intensité de la matière) on voit diminuer et disparaître toutes les duretés des glandes ; les ulcères se cicatrisent ; les dartres , les tumeurs, de quelque volume qu'elles soient, prennent la voie de la résolution ; la tension du ventre, si commune aux enfans, disparaît en peu de temps; elles rétablissent la digestion, le sommeil et l'embonpoint. Elles sont spécifiques contre l'asthme, et en général contre toutes les maladies chroniques ou de langueur.

CERTIFICAT des Officiers municipaux de la ville de Limoux.

Nous maire et officiers municipaux de la ville de Limoux, vu le mémoire abrégé du sieur BONNET, professeur et démonstrateur en chirurgie, sur les obstructions lymphatiques, ensemble les certificats d'approbation des sieurs Revel, médecin, et Guiraud, chirurgien-major de l'Hôtel-Dieu, tous les deux de cette ville, et les originaux des attestations de divers particuliers guéris, et rapportés audit mémoire; certifions que les signatures apposées auxdits certificats et attestations sont véritables, et que les faits énoncés auxdites observations sont de toute publicité. En témoin de quoi avons donné le présent, contre-signé du secrétaire, scellé du sceau de la ville. Dans la maison commune, à Limoux, ce 31 mars 1791.

Signé CLAUZEL, maire; JEANTIL-BAICHIS, J. GUILHEM, SALVA, PECH-MARTY, FRANCOUAL, BIARNES, officiers municipaux; LOUP, secrétaire-greffier.

EXTRAIT du registre des délibérations de l'Hôpital général de Carcassonne.

Du vendredi 14 octobre 1792, et le 1.er de la République française, le bureau assemblé en la forme ordinaire, sous la présidence du citoyen Dupré, maire, assisté des citoyens Cathala, Polere, Pech, Cros, Algan, Berniolles, Thène, administrateurs.

1.º Un membre a dit : que l'administration, remplie de sollicitude sur la triste situation de ceux qui sont atteints de plaies scrofuleuses et vieux ulcères, maladies cruelles qui, jusqu'à présent, ont été regardées comme incurables, ne doit pas ignorer plus long-temps les effets merveilleux qu'ont produits sur plusieurs de ses malades attaqués d'obstructions lymphatiques, vulgairement appelées *humeurs froides*, les pilules stomachiques du citoyen BONNET, professeur et démonstrateur en chirurgie, nouvellement établi dans cette ville; que l'efficacité de ce remède est d'autant plus étonnante, que les guérisons qu'il a produites se sont opérées sur des sujets que l'on regar-

dait comme incurables; ce que vous pouvez reconnaître
sur les nommés Jean-Pierre Janvier, illégitime, et Fran-
çois Espredeville, qui ont été traités par ledit BONNET, en
vertu de votre délibération du mois de juillet dernier; et
prie l'assemblée de vouloir vérifier de suite le fait ci-dessus
énoncé, d'en faire mention dans la présente délibération,
de la rendre publique autant qu'il sera possible, pour le
bien de l'humanité, et d'en délivrer un extrait collationné
au citoyen BONNET.

Sur quoi, ouï la proposition, l'administration, considérant qu'il est de l'intérêt de l'humanité de rendre publics
tous les moyens de soulager les maux auxquels elle est
sujette; considérant que jusqu'à ce jour on avait inutilement cherché celui de dompter le vice scrofuleux, cause
principale des maladies vulgairement appelées *humeurs
froides* et *vieux ulcères*; considérant, par l'examen qui
vient d'être fait, que les pilules du citoyen BONNET con-
tiennent les vertus spécifiques contre les susdites maladies,
et qu'elles ont produit les meilleurs effets, tant dans notre
hôpital que dans plusieurs villes de notre département,
ainsi qu'il conste de plusieurs certificats qui ont été remis
sur le bureau, a délibéré, 1.º de faire visiter, avec la
plus grande attention, tous les pauvres de l'hôpital, afin
de faire traiter ceux qui sont attaqués de cette maladie;
2.º de rendre publique, autant qu'il sera possible, la présente délibération, ensemble les différens certificats remis
par le citoyen BONNET; 3.º de lui délivrer un extrait collationné de la présente délibération.

Collationné : COLOMBIEZ, secrétaire.

OBSERVATIONS.
Humeurs scrofuleuses ou humeurs froides.

Le fils d'Hysard, boulanger, de Limoux, âgé de 16
ans, était depuis quinze mois dans un état à ne pouvoir
plus bouger de son lit; son corps était couvert d'ulcères,
dont les bords étaient calleux, renversés et douloureux;
il en découlait une sanie puanté qui teignait le linge en
noir; des douleurs aiguës se faisaient sentir dans les
articulations, le dégoût, la fièvre lente et l'abondante

suppuration l'avaient si fort exténué, qu'il était dans le marasme : c'est au moment où l'on désespérait de sa vie que je fus appelé. Ceux de mes confrères qui le traitaient lui avaient fait les remèdes usités en pareil cas ; je lui fis faire usage de mes pilules. Je ne fis mettre sur les ulcères qu'un peu de linge trempé dans le suif fondu. L'engorgement des glandes du cou était si considérable qu'il gênait le mouvement de la tête. Au bout de quelque temps, son estomac commença à faire la digestion et à supporter la nourriture : le cours du ventre qu'il avait depuis longtemps ne parut plus ; il prit de la force, et dans six mois j'eus la satisfaction de voir les ulcères cicatrisés ; et sa santé se rétablit au point que, peu de temps après sa guérison, il prit parti dans le régiment royal la Marine.

Obstruction du mésentère, ventre fort tendu.

Mademoiselle Rigaud, de Limoux, fut attaquée, à l'âge de deux ans, d'une fièvre maligne qui lui laissa le ventre fort tendu et enflé jusqu'au dessus de l'estomac ; cet état était accompagné d'une fièvre lente qui faisait craindre pour la vie de cet enfant ; on me consulta, je la mis à l'usage de mes pilules, qui lui firent rendre beaucoup de vers ; les obstructions se disssipèrent, et dans très-peu de temps sa santé fut rétablie.

Ulcères aux jambes.

Etienne Deloupi, du lieu de Maquens, diocèse de Carcassonne, avait la jambe gauche très-enflée et fort dure ; l'épaississement de la lymphe et son caractère scrofuleux en était la cause. Le fond et les parois d'un ulcère qu'il avait à cette partie, étaient semblables à du lard : l'usage de mes pilules l'a guéri dans quatre mois.

Mademoiselle Balla, négociant de Limoux, âgée de 18 ans, avait depuis un an un vomissement habituel après le repas, quelque léger qu'il fût ; son estomac était tendu et fort douloureux : son mal augmentait malgré qu'on eût employé tous les moyens que l'art indique ; l'obstruction était sensible au dehors, et paraissait sous les tégumens.

Je la mis à l'usaⴣe de mes pilules, et après quinze jours le vomissement cessa, l'obstruction disparut, et sa santé fût rétablie dans deux mois.

M. Hycard, curé de Villegly, diocèse de Carcassonne, avait depuis plusieurs années une jambe couverte de croûtes dartreuses et de plusieurs ulcères ; elle était si enflée, qu'il lui était impossible de se soutenir ; non-seulement il était obligé de garder la chambre, mais encore il ne pouvait changer de place sans le secours de deux personnes ; une langueur d'estomac, presque inséparable de ces sortes de maladies, lui faisait passer des nuits très-cruelles. Il entendit parler de l'efficacité de mes pilules ; il m'adressa une lettre dans laquelle il me fit l'exposé de sa maladie ; elle dépendait d'un vice dartreux ; je lui fis passer une boîte de pilules et la manière de les prendre ; il en ressentit de si bons effets, que dans quatre mois il vint lui-même me remercier et me témoigner sa reconnaissance.

M. Froment, curé de Pomas, m'adressa un de ses paroissiens qui, depuis long-temps, avait une tumeur froide au genou, de huit pouces de diamètre, qui l'empèchait de marcher ; son estomac était si délabré, qu'il supportait avec peine la plus légere nourriture : l'usage de mes pilules en rétablit bientôt les fonctions, et dissipa cette tumeur dans deux mois, sans rien appliquer dessus.

Le citoyen Rous, maître tailleur à Limoux, était attaqué d'un engorgement dans les glandes maxillaires, qui m'annonçait un vice scrofuleux. Toutes les applications faites sur la partie malade ne produisant aucun effet, il eut recours à mes pilules, qui l'ont guéri dans quarante jours, sans aucun retour.

Le fils aîné de Ravigné, fabricant de petites étoffes à Limoux, avait une tumeur froide du volume de la tête, qui entourait l'articulation du coude ; on lui avait conseillé d'en faire l'ouverture ; je fus d'un avis contraire, vu le danger de l'épanchement de la synovie ; il était dans cet état depuis deux ans ; il portait son bras en écharpe : l'usage de mes pilules a fait disparaître sa tumeur sans l'ouvrir ni rien appliquer dessus, et sa guérison a été terminée dans quatre mois.

Jean-Pierre Feste, de Mágrie, ayant souffert la fatigue

de la coupe du blé dans le Roussillon, tomba malade à Perpignan ; il lui était survenu une tumeur lymphatique au-dessus de la mamelle droite ; cette tumeur s'étendait depuis la clavicule jusqu'aux fausses-côtes ; elle avait six pouces de largeur, elle était extrêmement dure et lui causait des tiraillemens qui se faisaient sentir dans les bras et sur la poitrine ; les saignées, les cataplasmes émolliens, les emplâtres et les autres remèdes qu'on avait mis en usage, ne produisirent aucun effet. Il vint me consulter, je lui prescrivis l'usage de mes pilules, qui firent disparaître la tumeur dans très-peu de temps.

Le fils du citoyen Peyre, notaire de Carcassonne, âgé de six ans, était attaqué d'une ophtalmie, avec des taches sur la cornée transparente de l'œil droit ; on le traitait depuis deux ans ; on crut l'œil perdu. Je fus consulté ; voyant que son mal dépendait d'un vice des humeurs, je mis le malade à l'usage des pilules, qui l'ont guéri dans trois mois.

LETTRES

Ecrites au sieur BONNET, *sur l'efficacité des Pilules*
stomachiques et fondantes.

N.º I.

Brenac, le 13 avril 1780.

Monsieur, il y a environ trois mois que je fus chez
vous pour y accompagner mon fils, qui depuis très-long-
temps était dans un état d'infirmité à faire craindre pour
ses jours ; vous vous rappellerez sans doute que son bras
gauche, fort enflé, était entouré de onze fistules, que ses
yeux étaient habituellement enflammés. Je vous observai
que j'avais employé tous les remèdes que l'art indique
dans de pareilles maladies, et qu'il était, comme vous sa-
vez, dans un état de maigreur qui me faisait craindre,
ainsi qu'à vous, le peu de succès sur les moyens à employer pour obtenir sa guérison. Néanmoins vous me livrâ-
tes une boîte de vos pilules stomachiques ; c'est avec la
plus grande satisfaction que je vous annonce que si mon
fils n'est pas encore guéri, j'ai au moins l'espoir qu'il le
sera bientôt, car de onze fistules qu'il avait au bras, il
n'en reste plus que cinq ; que ses forces sont rétablies, que
son estomac digère sans peine, et que j'ai la plus grande
obligation à la personne qui m'engagea d'aller vous trouver.
Je suis, etc.   MARCEROU.

N.º II.

Limoux, le 17 mai 1780.

Quelles obligations ne vous ai-je point, mon cher
Monsieur, du rétablissement de la santé de mon fils, livré
depuis long-temps à l'usage de tous les remèdes que l'art
indique ; les ulcères dont une partie de son corps était couverte, n'avaient pas changé de face ; son cours de ventre

habituel persistait. Mais grâce à votre spécifique, je le vois rétabli. Il serait bien avantageux que ce remède fût généralement connu ; quant à moi je ne négligerai rien pour l'accréditer ; je vous prie de m'en faire passer une boîte pour un de mes amis. Vous trouverez sous ce pli une reconnaissance pour en retirer le montant au bureau de la poste aux lettres.

J'ai l'honneur, etc. ROGER.

N.º III.

Brignoles, le 7 mars 1790.

Monsieur, les administrateurs de notre hôpital, informés par la voie publique de l'efficacité de vos *pilules stomachiques*, contre les maladies scrofuleuses ou vieux ulcères, ont jugé à propos de vous en demander un envoi pour l'usage de notre hôpital. Je vous prie donc de m'en faire passer six boîtes, vous en recevrez le montant sous ce pli. Je suis, etc.

BREMOND, *administrateur de l'hôpital.*

N.º IV.

Nevers, le 18 novembre 1793.

Monsieur, vous voudrez bien par la présente m'expédier dix boîtes de vos pilules stomachiques le plutôt qu'il vous sera possible : les effets merveilleux qu'elles ont produit tant dans notre hôpital qu'ailleurs, peuvent vous promettre un débit considérable dans nos contrées.

BLONDAT-GIRARD, *économe de l'hôpital général.*

N.º V.

Pau, le 19 pluviôse an 6.

Citoyen, depuis que j'ai perdu de vue votre sœur Marthe Bonnet, ci-devant religieuse aux Angèles d'Oleron, je suis très-embarrassée de me procurer de vos pilules stomachiques contre les maladies scrofuleuses. Le bien qu'elles ont produit, le besoin où se trouvent quelques malades confiés à mes soins, et qui en réclament, me font prendre le parti de m'adresser directement à vous, pour vous prier de remettre au porteur de ma lettre cinq boîtes, et d'y joindre quelques imprimés pour le régime à tenir dans l'usage qu'on en fera. Veuillez me donner les moyens de me les faire parvenir promptement, lorsqu'il sera question de vous en demander davantage. Le porteur de la présente vous en remettra le montant.

J'ai l'honneur, etc.

GRACIEUSE BERINDOAQUE, *religieuse.*

N.º VI.

Lodève, ce 18 messidor an 9.

Monsieur, votre nom, les effets merveilleux que j'ai vu s'opérer par l'usage de vos pilules stomachiques, le désir ardent que j'ai toujours eu de soulager mes semblables, enfin le nombre de maladies qu'il y a, tant dans ce pays-ci qu'aux environs, et contre lesquelles je ne vois pas de plus puissant spécifique que le vôtre; tout m'a porté à prier M. Fonsés de vous engager à m'en confier un dépôt. Vous avez bien voulu condescendre à ses vues, qui sont aussi charitables envers ses concitoyens qu'amicales envers moi. Vous faites même en ma faveur ce que vous n'avez pas voulu faire pour d'autres : aussi avez-vous les plus justes titres à ma reconnaissance. Heureux si dans la suite du temps je puis saisir l'occasion de vous en donner quelques preuves !

Je serai donc le distributeur de vos boîtes, et je souscris volontiers à vos conditions; mais j'aimerais (si cela ne croise pas vos intentions) que vous n'en livrassiez à aucun officier de santé de l'arrondissement, parce que j'ai projeté de leur adresser une circulaire, dans laquelle je leur annoncerais que j'en suis seul dépositaire. Je désirerais encore correspondre de temps en temps avec vous, tant pour vous annoncer les différens succès de votre découverte, que pour vous consulter sur les diverses périodes des maladies.

Du reste, vous pouvez expédier au plutôt. Je m'engage à faire faire le versement de la recette directement chez vous et sans frais ; à vous donner toute sorte de responsabilité ; enfin à mériter de plus en plus la confiance dont vous m'honorez.

J'ai l'honneur, etc.

TEISSERENC fils, médecin.

N.º VII.

Lodève, le 24 messidor an 9.

Citoyen, je suis arrivé ici à bon port, et j'ai remis de suite le paquet de boîtes au citoyen Teisserenc, médecin, qui déjà en a vendu plusieurs, mais qui aurait désiré recevoir un plus grand nombre d'imprimés que vous ne lui en avez envoyé, tant pour distribuer avec les boîtes, que pour envoyer aux officiers de santé de tous les environs.

Vous serez peut-être bien aise que je vous fasse part du succès que j'ai retiré de vos pilules stomachiques. La vive reconnaissance que je vous ai vouée m'impose le devoir de vous détailler ma maladie depuis son origine jusqu'à cette époque où je me trouve entièrement guéri, grâces à l'usage de votre spécifique.

Depuis plus d'un an, j'éprouvais un malaise continuel, mes jambes avaient de la peine à me supporter, à la moindre marche ou petite fatigue ; ma respiration était très-gênée ; j'étais fort pesant, j'étais tout bouffi ; mes humeurs circulaient très-lentement ; mes digestions étaient très-pénibles ; ma vue s'obscurcissait de jour en jour ; la bile prédominait chez moi, et son expectoration était suivie de vomissement et d'une toux terrible.

Toutes ces différentes infirmités m'ont accablé, comme j'ai eu l'honneur de vous le dire, un an au moins ; et j'ai souffert sans relâche, malgré l'usage soutenu de tous les remèdes qui m'ont été ordonnés par les médecins les plus éclairés. Il a fallu enfin que la Providence m'ait fourni l'occasion de vous connaître pour, à l'aide de votre heureuse découverte, m'affranchir de tous mes maux ; car aujourd'hui, malgré que je n'aye pas fini la boîte de vos pilules, je suis aussi frais et aussi leste qu'à l'âge de vingt-cinq ans (*) ; ce qui surprend tous ceux qui me connaissent.

(*) Le citoyen Ponsès est âgé de soixante-dix ans,

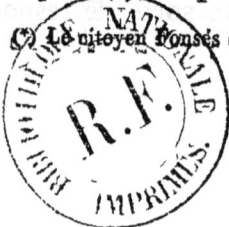

Enfin, plus de malaise, plus de bile ; ma vue se trouve de beaucoup plus claire, ma respiration très-libre, enfin je ne me souviens plus d'avoir été malade.

Plusieurs de ceux qui s'intéressent à moi sont dans le dessein d'user de votre remède. Vous devez être persuadé que je ne négligerai rien pour l'accréditer.

J'ai l'honneur d'être, etc.   J. EONSÉS *père.*

N.º VIII.

Saint–Lizier, ce 10 frimaire an 11.

Citoyen, les pilules stomachiques que vous m'envoyâtes par la voie de mon oncle, ont opéré de si bons effets sur divers malades, que notre médecin vient de les ordonner à un enfant qui est attaqué de fistules aux pieds. Je vous prie d'en délivrer trois boîtes au porteur, qui vous en remettra le montant. J'ai l'honneur, etc. SOPH. MARSAING.

N.º IX.

Lagrasse, le 20 floréal an 13.

Monsieur, l'on m'a dit tant de bien de vos pilules stomachiques, que je viens vous prier de m'en faire envoi d'une boîte. M. Bernard, curé de Labastide, m'a démontré l'efficacité de votre remède, qu'il croit très-propre à mes petites incommodités. Joignez, je vous prie, à votre envoi le mémoire que vous faites suivre ordinairement lorsque vous délivrez ces boîtes. Pardon, Monsieur Bonnet, de ma liberté. A mon premier voyage à Carcassonne, qui sera très-prochain, j'aurai le soin de vous satisfaire.

En attendant, recevez, etc.   BLANC.

N.º X.

Montauban, le 1.er thermidor an 13.

Monsieur, l'éloge bien mérité de vos pilules stomachiques, et les effets merveilleux qu'elles ont produit dans notre cité, m'engagent de vous en demander une boîte, avec l'imprimé. En conséquence, j'ai remis à la poste 12 f.

franchis, ainsi que la présente. Vous voudrez bien, je vous prie, me l'envoyer par la même voie, pour qu'elle soit plus promptement arrivée et sans risque de se perdre.

En attendant cette bonté, je suis, etc. PARIS *cadet*.

N.º XI.

Monteils, le 30 août 1805.

Monsieur, l'envoi que vous me fîtes dernièrement de vos pilules stomachiques, n'a pas été suffisant, puisque je n'en ai plus. Vous aviez bien raison de me dire que lorsque leur efficacité serait connue, je serais obligé de vous en demander un plus grand nombre. Lorsque j'étais en communauté avec votre sœur Marthe Bonnet, en Béarn, j'eus plusieurs occasions de me convaincre de leur efficacité; on les connaît dans le pays depuis bien long-temps.

Le traitement fait sur une demoiselle de Montauban, et en présence des médecins de la même ville, a étonné ceux qui connaissaient l'état où elle se trouvait. Depuis environ cinq ans, cette demoiselle employait les remèdes usités en pareil cas, sans éprouver le moindre soulagement : elle avait dix-neuf plaies sur son corps, qui fournissaient une suppuration de très-mauvaise qualité. Ses plaies ont toutes disparu avant l'usage de la moitié de la boîte; et d'exténuée qu'elle était, elle est devenue méconnaissable par son embonpoint. Son père est dans l'intention de vous écrire une lettre de remercîmens; il vous exposera mieux que moi le malheureux état où se trouvait sa fille. Je finis, en vous priant de m'en faire passer douze boîtes le plus promptement possible.

J'ai l'honneur, etc. Sœur MARIE DELPRAT.

N.º XII.

Montauban, le 14 décembre 1805.

Monsieur, ma fille, âgée de douze ans, était attaquée d'une maladie scrofuleuse depuis environ huit ans : les premiers signes de cette maladie se manifestèrent par un engorgement dans les glandes jugulaires; engorgement qui occupait toute la partie inférieure de la joue, et qui se

propagea jusques aux extrémités de son corps, et principa-
lement sur les articulations. Tous les remèdes que l'art
indique furent mis en usage, mais inutilement : ce n'est
que depuis qu'elle a pris vos pilules stomachiques, qu'elle
a recouvré son état de santé, à tel point que, depuis leur
usage, les ulcères qui s'étaient formés aux pieds et aux
mains sont entièrement cicatrisés sans-aucun signe d'engorgement ; ce qui me fait espérer une guérison parfaite.
Il reste encore un petit écoulement dans une des plaies des
glandes jugulaires, qui, à ce que je pense, disparaîtra
bientôt. Cette maladie ne devait son existence qu'au lait
d'une nourrice malsaine : mes autres enfans ont toujours
joui et jouissent de la meilleure santé, ainsi que mon
épouse et moi.

    Je vous salue, etc.   BARTHE, *père.*

N.º XIII.

Monteils, le 15 septembre 1805.

Monsieur, je vous fais passer la lettre du père de la demoiselle de Montauban, guérie par l'usage de vos pilules
stomachiques. Je ne manquerai pas de vous informer des
heureux succès qu'éprouvent ceux que je traite. et qui sont
en voie de guérison. J'ai l'honneur, etc. MARIE DELPRAT.

N.º XIV.

Monteils, ce 11 mai 1806.

Monsieur, je viens par la présente me renouveler dans
votre cher souvenir, et vous prier de m'envoyer douze
boîtes de vos pilules stomachiques à l'adresse accoutumée,
c'est-à-dire à M. Juery, à Toulouse. Je n'ai plus que la
dernière des douze que vous m'avez envoyées : un grand
nombre de ceux qui en font usage sont déjà guéris, et les
autres sont en voie de guérison. Il n'est pas inutile de vous
faire part des effets miraculeux qu'elles ont produit sur un
homme âgé de soixante ans, qui avait quinze ou seize
plaies sur son corps, desquelles il découlait une sanie de
très-mauvaise qualité : il portait depuis long-temps son
bras droit en écharpe; il était, en un mot, hors d'état de

travailler; les glandes maxillaires étaient engorgées à tel point qu'il ne pouvait pas mouvoir la tête. Eh bien, cet homme a été en état d'aller à la journée avant même que d'avoir fini sa boîte; et de seize plaies qu'il avait sur son corps, il ne lui en reste pas une; il est entièrement rétabli. Elles ont produit à peu près le même effet sur une personne qui avait une grosseur au sein, que l'on considérait comme un commencement de cancer; cette grosseur a disparu, et la personne dont il est question jouit de la meilleure santé. J'ai éprouvé aussi que vos pilules stomachiques produisaient des effets bien avantageux contre les maladies des yeux, provenant d'un vice scrofuleux.

Je ne puis pas vous donner des détails bien positifs sur l'état des autres malades qui en font usage, parce que je ne les ai pas sous mes yeux et qu'ils sont éloignés de l'endroit que j'habite; mais je ne manquerai pas de vous en informer aussitôt que je le pourrai.

J'ai l'honneur, etc.   Sœur MARIE DELPRAT,

N.º XV.

Agen, le 23 juillet 1806.

Monsieur, j'ai lu un mémoire sur les obstructions lymphatiques, les scrofules, etc., et je me suis convaincue que les pilules que vous avez composées pour ce genre de maladie, ont produit des effets merveilleux.

Il y a environ dix-huit mois qu'il m'est venu deux glandes, l'une sous l'aisselle droite, et l'autre au sein du même côté : dans le commencement, j'éprouvais une douleur comme si on m'avait légèrement piquée avec une épingle; mais la douleur augmente à mesure que les glandes grossissent, et je vous avoue que leur volume me donne de l'inquiétude. Je vous prie, Monsieur, d'avoir la bonté de me faire parvenir une boîte de vos pilules, pour le montant de laquelle je vous envoie douze francs par la voie de la poste. J'ai l'honneur, etc.   MARIE LAMOUROUX,

N.º XVI.

Agen, le 15 novembre 1806.

Monsieur, en rendant le témoignage le plus authentique

à vos pilules, dont l'efficacité a produit les résultats les plus heureux sur un de mes enfans, sur la joue gauche duquel s'était portée une humeur d'un genre scrofuleux, je dois dire que la plaie qui forme un ovale d'un pouce de longueur, sur cinq lignes de largeur, quoique parfaitement cicatrisée et ne coulant plus, est surmontée à chaque extrémité de sa longueur par une excroissance de chair : je ne connais point les moyens pour la faire disparaître ; je vous prie d'avoir la bonté de me les indiquer. Je crois cependant que l'usage des pilules est encore indispensable : veuillez avoir la complaisance de m'en faire parvenir une boîte. Vous recevrez douze francs par la poste.

J'ai l'honneur, etc. FIZELLIER née FAURE.

N.º XVII.

Carcassonne, le 5 février 1807.

Monsieur, depuis environ huit ans, j'étais attaqué d'une humeur, qui s'était manifestée par des dartres sur toutes les parties de mon corps. J'avais pour cette maladie, jusqu'au moment où j'ai mis vos pilules stomachiques en usage, pris tous les moyens que l'art indique pour obtenir une guérison parfaite, sans cependant y réussir. Vous vous rappelez sans doute qu'en vous consultant comme oculiste, et craignant de perdre la vue, je fus obligé de vous déclarer que je portais la maladie dont je viens de vous parler, et vous ne balançâtes pas à déclarer que ces différentes incommodités dépendaient de la même cause ; et dans l'intention de corriger le vice des humeurs, il me fut ordonné par vous de faire usage de vos pilules stomachiques. Je vous annonce que je suis parfaitement guéri, que mon estomac s'est entièrement rétabli, et que, grâce à ce remède, il ne paraît pas de vestige de la maladie dont j'étais affligé ; que, sans autre secours, les taches que j'avais sur mes yeux ont entièrement disparu.

Je suis, etc. CHAUMONT.

RÉGIME A OBSERVER.

Il est essentiel, pendant l'usage de mes pilules, de se priver de tout ce qui est épicé ou sallé, du laitage, du fruit vert et des liqueurs spiritueuses. Les alimens de facile digestion doivent être préférés ; la tisanne à prendre tous les matins à jeun doit être composée de huit onces de feuilles de tussilage sèches, bouillies dans deux livres d'eau jusqu'à la réduction de dix onces de décoction, ce qui forme à peu près deux petits verres à prendre dans la matinée.

Pendant les huit à dix premiers jours, on doit se borner à la dose d'une seule pilule enveloppée dans du pain à chanter, prise le matin à son lever, et on ne vient à celle de deux, qu'après quatre ou cinq jours de repos. L'expérience m'a démontré qu'il n'est pas nécessaire d'en venir à la dose de trois, pour terminer plus promptement la guérison, et qu'on doit se borner, comme je viens de le dire, à celle de deux, en observant (tous les huit jours) le repos ci-dessus indiqué. Ainsi de suite, jusqu'à parfaite guérison, après laquelle le traitement doit être encore suivi quelque temps, à l'effet de détruire un reste de levain qui pourait se trouver dans la masse du sang.

Ce remède n'est pas dispendieux : la boîte, qui contient 180 pilules, se vend 12 fr.; un malade en a pour près de six mois. Ceux qui voudront s'en procurer sont toujours priés d'affranchir le port des lettres ainsi que celui de l'argent. Chaque boîte sera étiquetée et fermée, à chaque bout, d'un papier où est un chiffre représentant le nom de *Marcelin Bonnet*, entrelacé.

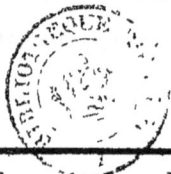

A Carcassonne, chez C. LABAU, Imprimeur, rue des Orfévres.